Meditación
PARA ADULTOS

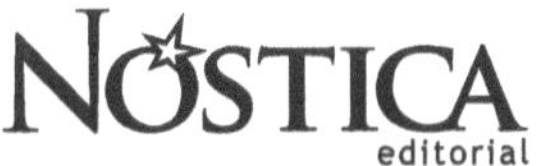

NÓSTICA editorial

MEDITACIÓN PARA ADULTOS

Esta es una obra colectiva
Coordinador general: Bruno Olcese
Coordinador editorial: Róberson Alvarado
Correctora ortográfica y gramatical: Cecilia Parodi
Diseñador de portada: Flavio del Pozo

Editado por Nóstica Editorial S. A. C.
atencionalcliente@nosticaeditorial.com
www.nosticaeditorial.com

ISBN: 9798628456965

CONTENIDO

INTRODUCCIÓN

La meditación se desarrolló por primera vez en la India hace mucho tiempo. La evidencia más antigua que documenta esta práctica son las pinturas en la pared encontradas en el subcontinente indio, las cuales demuestran que la meditación ya existía en los años 5000 a 3500 a. C. Una imagen muestra a las personas sentadas y con los ojos casi cerrados, en posturas meditativas.

En la antigüedad, se practicaba meditación con distintos fines. Por ejemplo, en el año 1500 a. C., en la India, la meditación era una práctica para personas religiosas y ascetas errantes. A través de ella, buscaban trascender las limitaciones de la vida humana, conectarse con fuerzas universales (personificadas como deidades) y unirse con la realidad trascendental (llamada Brahman en los Vedas).

Aunque, en la práctica, tiene vínculos con muchas enseñanzas religiosas diferentes, la meditación tiene menos que ver con la fe y más con la búsqueda de conciencia y el logro de la paz. La meditación puede ser una tradición antigua, pero todavía se practica en todas las culturas del mundo para crear una sensación de calma y armonía interior.

MEDITACIÓN EN LA ACTUALIDAD

La investigación cognitiva y neurocientífica de los últimos años ha arrojado nueva luz sobre la meditación y sus beneficios. Proporcionar conceptualizaciones rigurosas sobre las prácticas de meditación ha sido una de las principales preocupaciones de los estudios científicos recientes.

Una de las primeras conceptualizaciones científicas de la meditación fue propuesta por Herbert Benson, quien definió a la meditación como una técnica que genera una «respuesta de relajación».

Benson demostró que la meditación produce cambios fisiológicos que prueban una mayor activación del sistema nervioso parasimpático y una menor actividad simpática, además de un menor consumo de oxígeno y desecho de dióxido de carbono. Otros cambios que produce son la disminución de la frecuencia cardiaca y respiratoria, así como de la presión arterial. Como estos resultados fisiológicos y psicológicos son respuestas características que ocurren durante la relajación, Benson las llamó «respuestas de relajación».

Es importante destacar que el logro de una respuesta de relajación durante la meditación ha sido confirmado por muchos estudios posteriores y ha sido informado sistemáticamente en la literatura científica, de manera que, a pesar de que la meditación nació como fruto de la intuición, los ejercicios propuestos en este libro tienen una base más científica que esotérica.

Los ejercicios que proponemos en este manual de ejercicios no se restringen a una cultura específica, sino que abordan técnicas de distintas culturas. Así, tenemos a la cultura japonesa con el taoísmo, a la hindú con el nirvana, a la hebraica con el kabbaláh, etcétera.

Cada práctica de meditación consta de sus respectivos pasos a seguir y está orientada hacia un objetivo. Además, los ejercicios son fácilmente realizables por el lector, quien logrará dar el cambio esperado a su vida. Este cambio empieza por encontrarse a sí mismo.

Para ello, es sumamente importante deshacerse de los prejuicios culturales y religiosos, y enfocarse en los aspectos psicofisiológicos de la meditación.

Ejercicios de MEDITACIÓN

Un camino para encontrarte a ti mismo

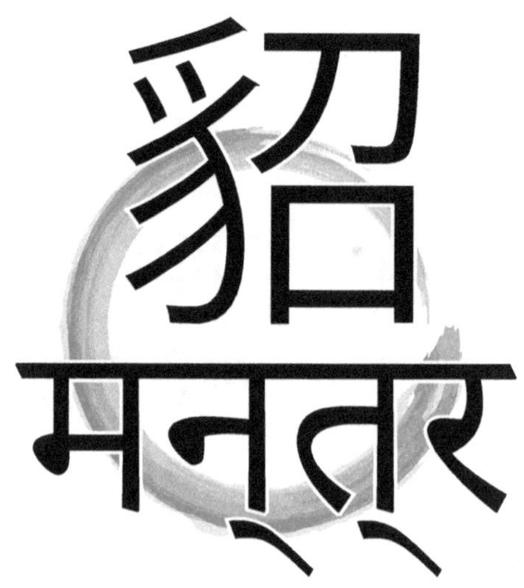

MEDITACIÓN CON MANTRAS

PARA CONTROLAR TU MENTE

Una de las palabras en sánscrito más conocidas en la cultura occidental es, sin duda alguna, «mantra». El vocablo proviene de la conjunción de dos términos preexistentes: «man», que se traduce como «mente», y el sufijo «tra», que significa «instrumento». Dicho esto, sería correcto sugerir que la palabra se traduce como «instrumento mental». Esta se utilizaba para hacer referencia a las palabras u oraciones que se recitaban durante algunas ceremonias litúrgicas. No obstante, en la actualidad su significado se ha transformado significativamente.

Hoy en día se conoce como mantra a una frase, palabra o sílaba que se repite una y otra vez, con una entonación melódica y cuyo propósito es enfocar tu mente en un único pensamiento.

A lo largo de la historia, conforme la tradición de los mantras se extendía a lo largo del continente asiático, surgieron diversos malentendidos en torno a su recitación. Quienes observaban a los practicantes desde lejos consideraban que estos eran una especie de conjuro para invocar la presencia de algún tipo de fuerza espiritual. También afirmaban que les atribuían propiedades mágicas para incrementar las habilidades de quienes las pronunciaban. No obstante, nada de esto es cierto.

Según explica Sangharákshita, fundador de la Orden Budista Occidental, «el mantra se define como un instrumento que protege la mente». De ello aprendemos que los mantras buscan servir como un resguardo que evita que la mente se diluya en pensamientos o sentimientos indeseados. Es decir, sirve para potenciar la concentración de la mente durante un tiempo de reflexión profunda.

El poder transformador, entonces, no está en la palabra, sino en la habilidad de lograr que la mente pueda ejercer sus funciones a plenitud, sin distractores que disminuyan su capacidad creativa.

¿Las palabras se deben repetir con una entonación o pronunciación exactas?

No es necesario, aunque es recomendable. Ten en cuenta que la meditación de los mantras es una disciplina que se ha venido perfeccionando a lo largo de miles de años. Este tiempo ha servido para encontrar los sonidos que mejor potencian la meditación. La vibración de las palabras en nuestro cuerpo (garganta, oídos, boca) surte un efecto agradable y relajante. Además, la entonación específica de ciertos sonidos te ayudará a establecer una respiración pausada, profunda y natural. No obstante, si recién inicias con la práctica, igual puedes obtener excelentes resultados sin la precisión de los expertos.

CÓMO PRACTICAR LA MEDITACIÓN CON MANTRAS

Paso 1

Inicia la sesión sentado. Puede ser en el piso o en una silla sin respaldo. Pero toma en cuenta que en todo momento debes tener la espalda recta y erguida y los ojos cerrados.

Paso 2

Escoge el mantra que deseas y repítelo mentalmente, de forma pausada, haciéndote consciente del sonido que emiten sus letras, la vibración, la posición de tus labios al entonarla, etc. Toma al menos tres minutos para ello.

ALGUNOS MANTRAS POPULARES

Om: representa al mismo sonido, así que es el mantra por excelencia.

Om shaanti, shaanti, shaanti: podría decirse que es un símil del «amén» en la tradición judeocristiana.

Om mani padme hum: significa «oh, la joya del loto». Se busca hallar esta joya, que representa la compasión genuina.

Om ah hum: cada sílaba purifica el cuerpo, el habla y la mente, respectivamente. Las tres sílabas representan las bendiciones transformadoras del ser.

Paso 3

Luego de que ya conoces la palabra y el sonido que emite, entona una y otra vez, intentando hacer que poco a poco el sonido coincida con el ritmo y el proceso de respiración. Cuando lo logres, aumenta el tiempo de la pronunciación de cada mantra con el fin de alargar tu ciclo de inhalación y exhalación lo máximo posible. Con ello lograrás una respiración mucho más pausada y, en consecuencia, tu mente y tu cuerpo se sentirán más relajados.Paso 4A lo largo de todo el proceso, enfócate en el objetivo de tu meditación. Puede ser que la meta sea calmar tu cuerpo, cultivar la creatividad o conocerte a ti mismo. Es bueno que sepas que el objetivo no es algo que debes perseguir; solo siéntate y reflexiona, confiando en que tu mente te llevará a él.

Una vez que consigas concentrarte en el instante presente, tu mente te concederá aquello que buscas.

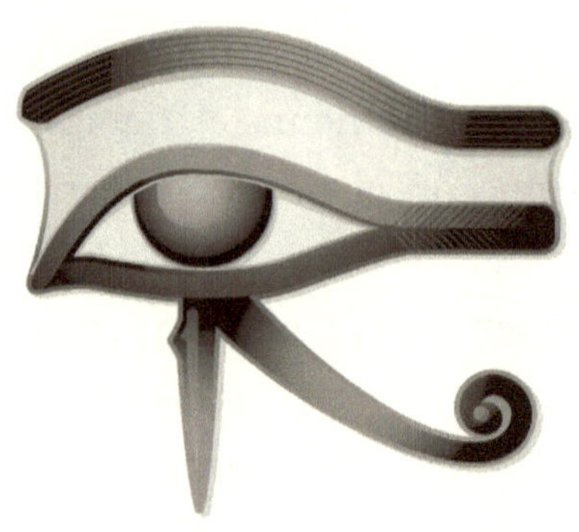

MEDITACIÓN DABRAKÁ
PARA MEJORAR NUESTRA HABILIDAD DE CUMPLIR METAS

No es posible asegurar con total certeza cuándo inició la meditación con *dabraká*, pero sí se sabe que nació en el antiguo Egipto. Los *dabrak*á se utilizaban para superar discordias familiares y experiencias traumáticas, además de armonizar las relaciones de pareja, no mediante decisiones que determinan acciones, sino a través del dominio de nuestros propios pensamientos, en particular aquellos que fomentan el temor, la ira y el resentimiento.

LOS DABRAKÁ

Los *dabraká* son combinaciones de letras que forman palabras que no pertenecen a un lenguaje racional, así que no tienen traducción. Esto no quiere decir que carezcan de significado, ya que la idea es que la persona que medita asocie un significado personal a cada término que repite. Para ello, no debe pensar en la palabra como un objeto material, sino preguntarse qué emoción le hace sentir.

A través de esta forma de meditación, se espera poder quebrantar las barreras que impiden conectar la mente con las emociones profundas. En consecuencia, el practicante será una persona con mayor autoestima, más sincera y amable. Además, se tiene la posibilidad de disminuir la culpa acumulada y muchos otros sentimientos paralizantes de la vida.

No es que las palabras desconocidas tengan de por sí un efecto directo sobre el bienestar de la persona; sin embargo, al ser términos que carecen de una definición específica, el cerebro es incapaz de asociarlas con algún evento u objeto, razón por la cual se tornará más sencillo el proceso de concentración y, en consecuencia, la meditación.

CONOCIENDO LAS PALABRAS

Al repetir estas palabras irracionales con voz audible y en un ambiente silencioso, aprenderás cómo suenan mientras salen de tu boca. De esta forma, cuando estés meditando, la mente podrá enfocarse en la eufonía producida. No causa el mismo efecto si escuchas a una tercera persona; es indispensable recordar e imaginar tu propia voz pronunciando sílaba por sílaba y luego las palabras completas. Una vez que te sientas a gusto pronunciando de forma melódica las palabras, como quien canta una canción muy corta, estarás listo para iniciar las sesiones de meditación.

CÓMO HACER LA MEDITACIÓN CON *DABRAKÁ*

Debes practicarla a ojos cerrados, manteniendo la concentración en el proceso de identificar qué te hace sentir cada sílaba que utilizarás. Es necesario conocer bien y pronunciar audiblemente el *dabraká* antes de iniciar la meditación para, posteriormente, ser capaces de percibir nuestra voz de forma clara mentalmente mientras repetimos las sílabas sin vocalizarlas, pues el silencio multiplicará la sensación emocional.A medida que las sesiones de meditación se vuelven continuas, se nos hace más fácil concentrarnos y sentir la vibración del sonido de cada *dabraká*.

Paso 1

Antes de iniciar la sesión, deja que el agua del grifo se deslice entre tus dedos durante unos minutos. Mientras esto ocurre, pronuncia mentalmente las sílabas tash lej. Tu mente relacionará la sensación del agua que corre con el sonido de ellas, obteniendo un efecto relajante casi de inmediato. Con ello estarás listo para empezar a meditar.

Paso 2

Coloca una vela encendida en algún lugar no muy alejado, de 2 a 4 metros de distancia. Siéntate cómodamente frente a ella sin apoyar la espalda en ningún lugar. Enfócate en observar la llama. Con este ejercicio se espera descartar otros pensamientos y, de esta manera, poder concentrarnos en los *dabraká*.

Paso 3

Traza un objetivo. Encuentra una emoción negativa que deseas desechar y una emoción positiva con la cual reemplazarla. Imagina cómo será tu realidad una vez que lo consigas. Concéntrate en esa imagen y cierra los ojos; siente el silencio entrar y salir de ti. A continuación, repite las sílabas *ale ba*.

Paso 4

Cuando sientas que has alcanzado el objetivo de reemplazar los sentimientos que te afectan negativamente por aquellos que contribuyen con tu bienestar, toma algunos minutos para disfrutar la calma antes de levantarte de tu lugar de meditación. Luego de ello y antes de reincorporarte a tus actividades cotidianas, es recomendable que tomes una ducha. Mientras la tomas, dedica un tiempo a permanecer de pie sintiendo cómo los chorros de agua recorren tu cuerpo desde la cabeza.

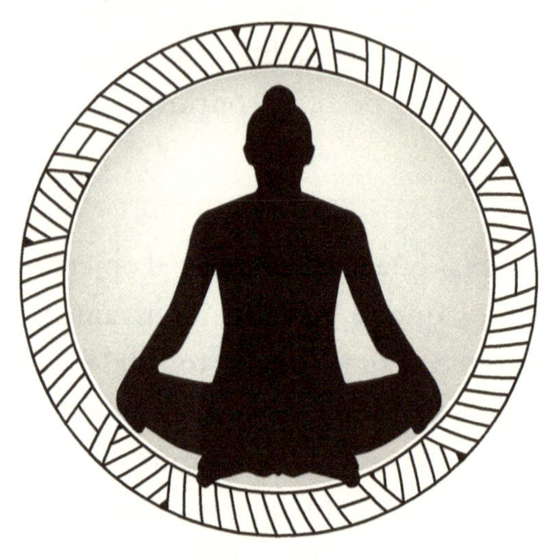

MEDITACIÓN VIPASSANA

PARA TOMAR MEJORES DECISIONES BASADAS EN EL AUTO CONOCIMIENTO

Vipassana es un proceso de purificación inducida a través de la introspección. El término *vipassana* quiere decir «observar las cosas sin disfraces, como realmente son». Se trata de una técnica de meditación muy antigua, originaria de la India, que permaneció oculta durante 2500 años hasta que el buda Gautama, el creador del budismo, la trajo nuevamente a la luz. Pese a ello, este método no es exclusivo de los budistas.

Para meditar de esta manera se debe percibir la respiración natural hasta concentrarnos en ella y comenzar a sentir sus sutiles variaciones, de manera tal que seamos capaces de conocer profundamente a nuestro cuerpo, y reconocer que hasta los más mínimos cambios de pensamiento generan una reacción a nivel físico. Conscientes de ello, se espera que podamos devolver a nuestro cuerpo y mente su pureza original, eliminando los prejuicios acumulados en torno a nuestra propia imagen. Es importante aclarar que todo el proceso es un proyecto de autoevaluación profunda que no guarda relación con ninguna raza ni creencia religiosa, por lo que todos pueden recurrir a esta práctica sintiéndose libres de incorporarla a sus vidas.

El objetivo que persigue va más allá de sanar los males físicos; sin embargo, su práctica logra disminuirlos gracias a la purificación mental, la cual consiste en desechar todos aquellos hábitos o creencias que no pertenecen a nuestro yo real. Ello consigue dispersar, sobre todo, las enfermedades psicosomáticas. De hecho, la *vipassana* es capaz de eliminar las principales causas de la infelicidad, como lo son la codicia, el odio y la ignorancia.

A medida que agudizamos la práctica de la meditación, vamos disipando las tensiones del día a día.

CÓMO HACER LA MEDITACIÓN *VIPASSANA*

En los viejos textos de pali, yace una comparación entre la meditación *vipassana* y el proceso de adiestrar a un animal salvaje. Primero, se mostrará agresivo, perturbado y sumamente nervioso, pero, al aproximarnos a él con paciencia, intuición y ternura, empezará a obedecer nuestras órdenes. Mantén en todo momento esta metáfora en tu mente.

Paso 1

Con los ojos cerrados, selecciona un punto medio en la línea vertical de tu cuerpo; se recomienda ubicar a unos centímetros por encima del ombligo. A continuación, comienza a inhalar y exhalar pensando en el punto sin mirarlo. Concéntrate en esos leves movimientos que haces con el abdomen. También funcionará si apoyas la palma sobre dicha zona.

De esa forma, seremos capaces de volcar toda nuestra atención sobre un determinado punto y fluir a partir de él, permitiéndonos gozar de un momento de armonía y reflexión. En esto consiste la meditación *vipassana*.

Paso 2

Debemos tratar de poner toda nuestra atención en algo específico, de preferencia un objeto que se encuentre en el ambiente. De esta forma, tomaremos consciencia de cómo los pensamientos merodean nuestra mente, distrayéndola a cada instante. Notaremos cómo se esfuerzan por desviarnos, por desobedecernos. No obstante, gracias a este ejercicio, aprenderemos a controlar nuestra mente, decidiendo cuánta atención le prestamos a las cosas. Realiza este entrenamiento durante diez o quince minutos.

Paso 3

A continuación, recurriremos a nuestros pensamientos y nos enfocaremos en alguna incógnita o acontecimiento que nos inquiete. La observaremos mentalmente y nos esforzaremos por comprender la naturaleza de ese desasosiego. No saquemos conclusiones ni intentemos predecir consecuencias. Es necesario que dirijamos nuestra mente al evento exclusivo de la observación.

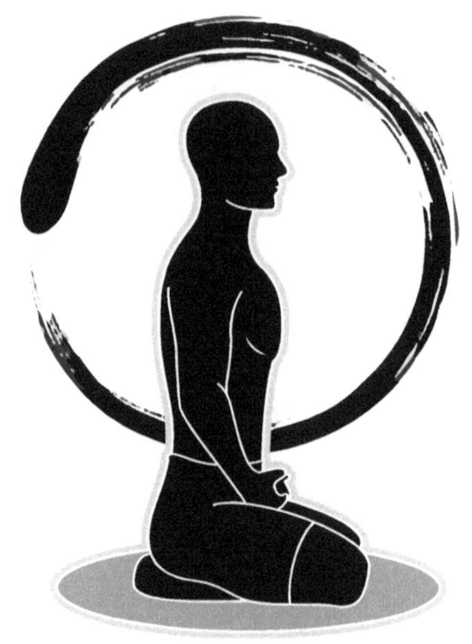

MEDITACIÓN ZEN

PARA RECOBRAR LA MÁS PURA ESENCIA

La palabra *Zen* significa «meditación sentado» y hace a la experiencia de retornar a nuestro lecho de paz interior y dejar atrás las distracciones.

Cada ser humano es distinto. Cada uno posee diversos e incalculables estados mentales. Todos soñamos diferente. Tenemos planes y anhelos únicos. Pese a que los procesos mentales no son mensurables, son parte fundamental de nuestras vidas, pues otorgan a cada persona una naturaleza especial. Los conflictos internos y la infelicidad inician porque nuestro yo verdadero suele empañarse por los conflictos cotidianos y otros elementos externos. Mediante esta meditación, es posible comprender nuestra esencia única y profunda, y, en consecuencia, retornar a aquello que realmente somos, a ese estado que nos hace verdaderamente felices.

Es muy importante entender que, al adentrarnos en la meditación *Zen*, no estamos convirtiéndonos en copias de un estereotipo ideal de persona. Todo lo contrario. El *Zen* brinda total libertad para que cada uno saque a relucir su verdadero yo.

Otro elemento importante que debes conocer de esta meditación es que, en lugar de ver hacia la realidad exterior para producir movimientos que se adecúen a ella, tomamos asiento, nos quedamos quietos y dirigimos la mirada al interior. No se trata de una figura real reflejada en el espejo, sino de lo que observamos íntimamente dentro de nuestro ser, porque eso somos.

CÓMO HACER LA MEDITACIÓN ZEN

Paso 1

Adopta una postura firme. La forma de sentarse es muy importante. Es necesario mantener la espalda alineada y sentirse a gusto. Si te provoca cruzar las piernas o utilizar cojines para posar tu espalda, hazlo.

Si eres una persona elástica, intenta la *hankafuza* (posición de medio loto); también puedes probar con la *kekkafuza* (posición de loto total).

La primera se consigue situando el pie izquierdo sobre el muslo derecho e introduciendo la pierna derecha bajo el muslo izquierdo. La segunda consiste en ubicar cada pie en el muslo opuesto. En caso de que te cueste mucho esfuerzo realizar alguna de las posiciones, deja de hacerlas, pues serán una gran distracción.

Paso 2

Coloca tu cabeza en una posición natural. Asegúrate de que no te produzca tensión en el cuello. Endereza la columna vertebral y alínea tu cuello con ella.

Para facilitar las cosas, visualiza una línea a lo largo de tu columna. Mueve la cabeza serenamente para que este trazo ficticio continúe subiendo por ella y por tu cuello.

Paso 3

A continuación, permite que los pensamientos floten a tu alrededor sin aferrarte a ellos ni evitarlos. No te concentres en ninguno. Deben surgir espontáneamente y esfumarse de la misma manera. Evita sentirte preocupado, avergonzado o asustado. Enfócate en ello hasta que lo logres.

La serenidad que la meditación *Zen* nos brinda emana de la concentración que logramos gracias a la postura y respiración. Esta capacidad de enfoque nos da acceso al centro de control de la actividad mental y favorece la circulación cerebral.

Paso 4

Para mantenerte sentado de forma balanceada por largo rato, es recomendable colocar los pies de manera que podamos mantener la simetría del cuerpo, tus pies deben ser un reflejo mutuo, igualmente tus extremidades superiores. Agacharse, cruzar las piernas, sentarse sobre las pantorrillas o con los pies extendidos hacia adelante, son posturas con las que te deberías sentir cómodo. Lamentablemente, cuando se es adultos, dejamos de hacerlas y el cuerpo se desacostumbra a ellas. En las primeras sesiones, inicia con la posición que te genere mayor comodidad, siempre firme y con la espalda totalmente vertical. Más adelante, enséñale paulatinamente a tu cuerpo a dominar las distintas formas de reposar sobre el suelo.

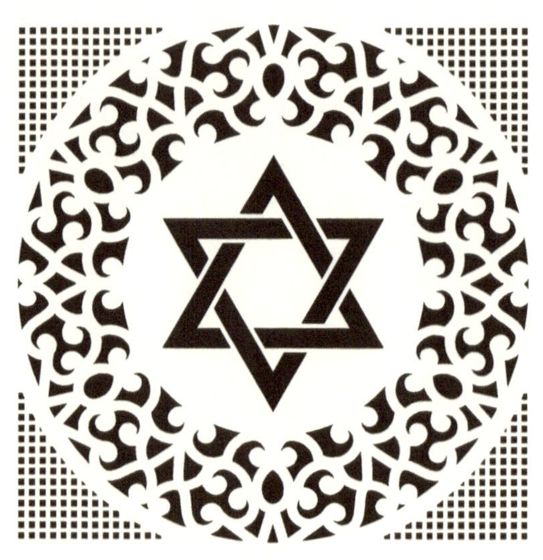

MEDITACIÓN KABBALAH
PARA AGUDIZAR LA INTUICIÓN

Prestar atención a cada suceso de la vida es una buena práctica. Percatarnos de cada flor naciente, de cada roce del aire, de los paisajes y de los seres vivos nos mantiene centrados en el aquí y en el ahora. La meditación cabalística, también conocida como *kabbaláh*, consiste en estar conscientes de la hermosura del ambiente que nos rodea y permitirnos disfrutar de ella.

Contrario a la creencia popular, las raíces de la meditación cabalística no se encuentran en el ocultismo esotérico, sino en la tradición judía. Los esenios del siglo II antes de nuestra era fueron quienes dieron inicio a lo que hoy se conoce como el judaísmo jadísico o judaísmo piadoso, autores y principales precursores del método cabalístico.

Kabbaláh se traduce como «recibir» y se refiere a la capacidad de hallar conocimientos ocultos que se nos presentan como un don, un regalo no merecido. Ese es el fundamento de esta meditación, encontrar el conocimiento que está oculto en nuestro interior y al cual podemos acceder sin necesidad de un proceso lógico de aprendizaje.

Este tipo de meditación se fundamenta en la intuición, en ese saber que no depende de nuestra lógica, sino de nuestro olfato. Por esta razón, muchos definen la meditación cabalística como una forma de aprovecharnos de principios y conocimientos útiles aunque desconozcamos su origen. Es una manera de acceder a sitios que desafían la conciencia racional y encontrar verdades en el pensamiento instintivo.

CÓMO HACER LA MEDITACIÓN CABALÍSTICA

Antes de empezar la meditación, es necesario tomarnos un tiempo de preparación. Este consiste en traer a nuestro pensamiento consciente una idea o interrogante sobre la cual deseamos meditar. Es algo que debemos hacer con humildad y en absoluta calma, libres de ira y egoísmo. Una vez que la idea o interrogante ha quedado atrapada en nuestra mente, es tiempo de iniciar la meditación.

Paso 1

Para efectuar esta técnica, la persona debe inhalar y exhalar en tres tiempos. El ingreso del aire a través de las fosas nasales debe producir sonido, contener el aliento y dirigir la espiración del mismo a través de la boca. Durante la exhalación, se debe pronunciar el sonido «sh»:

1. Inspiración por la nariz

2. Retención del soplo en los pulmones

3. Espiración por la boca

Así, con la práctica, los sonidos irán adentrándose en tu mente.

La espiración debe durar el doble de tiempo que la inspiración. Su finalidad es expulsar un sonido que involucre la vibración de las vocales *o, a, i, e, u*. Este método busca estimular la circulación de la sangre mediante la vibración sonora de cada letra.

Paso 2

Después de inhalar y exhalar, debemos enfocarnos en la respiración pulmonar, sintiendo cómo el aire entra y sale de los pulmones, y cómo la corriente sanguínea viaja a todas las partes del cuerpo, desde la cabeza hasta los pies.

Paso 3

Siendo consciente de que la respiración está oxigenando todo tu cuerpo, toma tiempo para repetir algunos de los siguientes sonidos hebraicos mientras exhalas:

O: *holam*

A: *qamats*

E: *tséré*

I: *hiriq*

U: *qoubouts*

No abandones en ningún momento el pensamiento reflexivo mientras haces los ejercicios de respiración.

La meta es vaciar la mente de cualquier pensamiento que no contribuya con la meditación. De esta manera, serás capaz de hallar dentro de ti la respuesta más conveniente. Una vez que esto ocurra, como si se tratase de una revelación divina, serás capaz de sentir con el corazón hacia dónde dirigir tus decisiones.

MEDITACIÓN DRUIDA

PARA MEJORAR TU CAPACIDAD CREATIVA

El druidismo es una doctrina filosófica y espiritual que guarda un profundo respeto por la naturaleza humana, la cual incluye al cuerpo y al espíritu. Su forma de entenderla se explica mediante tres calderos imaginarios que contienen, por separado, los ingredientes que conforman la esencia inmaterial de las personas: el caldero del calentamiento, el caldero del movimiento o vocación y el caldero de la sabiduría.

En cada persona, los calderos están llenos a distintos niveles. Esto afecta la personalidad, la salud y el bienestar general de cada individuo.

Un cuarto caldero completa la metáfora: el caldero de la luz. Este representa la imagen de esa entidad superior a la que llamamos Dios, ya sea interna, externa, biológica o espiritual. Este caldero es el proveedor de bienestar físico de cada ser humano, ya que tiene la potestad de llenar infinitamente aquellos calderos que, por diversas razones, se han vaciado.

TRES CALDEROS

1. El caldero del calentamiento

El caldero del calentamiento representa la fortaleza física de la persona. A medida que crecemos, el caldero se va llenando hasta llegar a su plenitud. Luego empieza a vaciarse paulatinamente hasta alcanzar la vejez.

2. El caldero del movimiento o vocación

En la antigüedad, el contenido de este caldero aludía a los gremios artísticos, específicamente al de los poetas y compositores de rimas. Sin embargo, actualmente se relaciona con la realización de todo tipo de actividad profesional o habilidad personal, ya sea manual o intelectual. El caldero de los experimentados o brillantes en su vocación se encuentra lleno de sustancia, mientras que el de los inexpertos tiene poco contenido.

3. El caldero de la sabiduría

Es el hogar de la inspiración artística y espiritual en su forma más pura. Si el caldero de la vocación es el que permite dominar y realizar una actividad, el caldero de la sabiduría permite crear a través de la misma. Por ser el recipiente de la capacidad creativa de las personas, su contenido también permite comprender las complejidades de la naturaleza, la mayor entidad creadora del universo.

CÓMO HACER LA MEDITACIÓN DRUIDA

Paso 1

Para comprender la felicidad y las penurias de nuestra vida, utilizaremos los calderos como señales. Primero, debemos sentarnos. Es preciso tener la espalda derecha y los pies fijos en el piso. A continuación, debemos cerrar los ojos y tratar de sentir el compás de la respiración. Concéntrate en cómo el aire ingresa por la nariz, se desliza por la garganta hasta llegar a los pulmones y ensancha el abdomen. Luego, expulsa el aire suavemente y respira tres veces más de la misma forma.

Paso 2

Visualiza el caldero del calentamiento ubicado en tu vientre. Yace estable sobre piedras y es de hierro. Un flujo amplio y constante de un líquido resplandeciente proveniente de ese cuarto caldero externo, espiritual y divino (independiente del nombre que le asignes) se vierte en él hasta llenarlo en su totalidad. Mientras esto sucede, piensa en tu cuerpo: músculos, sangre, esqueleto, cerebro. Observemos en nuestra mente cada porción de nuestro cuerpo y pensemos qué necesita para sentirse mejor; por ejemplo, menos tensión, más fluidez, más energía, etc. Toma tiempo para meditar sobre cada porción de tu cuerpo, sin privilegiar a ninguna en particular, sin descartar nada.

Paso 3

Empezaremos a construir la figura del caldero del movimiento o vocación. Este se encuentra en el pecho. Es de oro. Está adornado con plata y se encuentra reposando sobre un fuego intenso. A continuación, imagina el caldero de la luz llenándolo con su sustancia. Piensa en tus labores cotidianas y en los sucesos de la vida. Toma conciencia del lugar que ocupas en este mundo. ¿Qué ingrediente debes añadir a este caldero para llenarlo? ¿Más información? ¿Emociones? ¿Mejores relaciones? ¿Más experiencias? Enfócate en el centro del caldero para observar detenidamente todas las relaciones que te sostienen. Visualiza cómo se fortifican y sanan.

Paso 4

Finalmente, imaginaremos el caldero de la sabiduría sobre nuestra cabeza. Es de cristal y ámbar. El fuego que lo calienta proviene desde lo alto. Imagina una energía divina ingresando al caldero. Permite que la guía del Ser Supremo se aproxime y su energía recorra nuestro cuerpo colmándolo de inspiración y creatividad. Nuestras manos son creativas. Nuestro corazón es creativo. Nuestros pies son creativos. Nuestra mente es creativa.

Deja que tu mente repose entre los calderos y se envuelva del vapor que emanan. Brotarán diversas ideas. Disfruta de esta experiencia. Al finalizar, agradece pronunciando una frase de cierre.

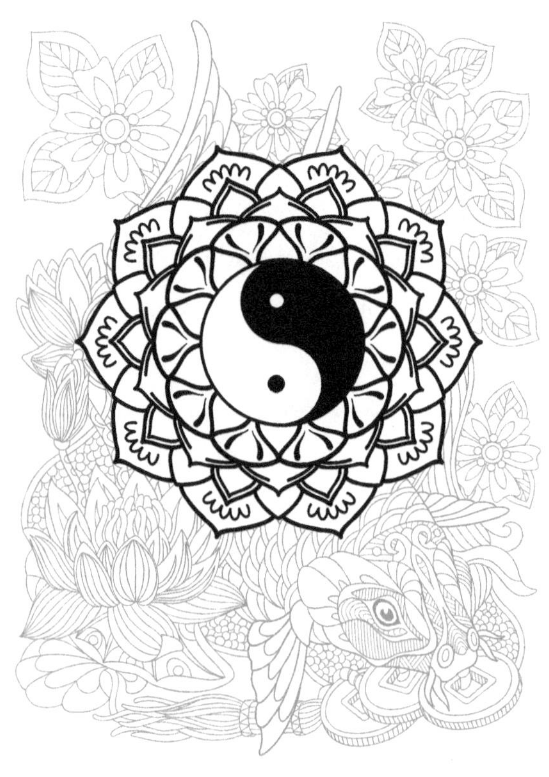

MEDITACIÓN TAOÍSTA
PARA HALLAR LOS TRES TESOROS DEL ALMA

El taoísmo, conocido también como daoísmo, tiene como objetivo principal alcanzar un estilo de vida colmado de serenidad por medio de la generación, transformación y circulación de la energía a través del cuerpo.

En la cultura china, el *dao*, que se traduce como «camino o manera», es primordial. Este representa la fuente que contiene todo aquello que está floreciendo en el planeta a través de la naturaleza, la pureza y el reconocimiento de los tres tesoros vitales: *jing*, la sustancia del cuerpo físico, la fuerza de los órganos reproductores; *gi*, la fuerza de la materia o el ímpetu de la existencia, incluidas las reflexiones y emociones; y *shen*, que simboliza el poder del espíritu.

Si deseamos vivir en la espontaneidad y la sencillez, moviéndonos entre los tres tesoros, los taoístas aconsejan practicar la meditación para transportarnos a lo largo del camino o dao, para ello se suele reflexionar en distintos elementos de la naturaleza, como el agua, las piedras y el fuego.

La meditación taoísta puede resultar principalmente atrayente para aquellas personas que sienten una conexión especial con el cuerpo y la naturaleza, por ejemplo, quienes tienen interés por el taichí o las artes marciales. Estas encontrarán este tipo de meditación muy fructífera, pues aprenderán de la filosofía oculta detrás de ella y experimentarán la calma necesaria para enfrentar las turbulencias de la vida diaria.

CÓMO HACER LA MEDITACIÓN TAOÍSTA

Paso 1

Siéntate sobre las pantorrillas, con los pies cruzados y la espalda erguida; mantén los ojos entrecerrados. Durante la meditación taoísta, los pensamientos y la respiración deben moverse en consonancia. Cada uno debe encontrar su propia forma de lograrlo.

Paso 2

Una vez dominada la armonía entre nuestros pensamientos y nuestra respiración, estaremos listos para meditar. Dependiendo de lo que deseas alcanzar, puedes escoger entre estos tipos de meditación:

Meditación de vacío interno

La idea es sentarse en silencio y vaciar gradualmente nuestra mente. Es necesario salir de las imágenes, los sentimientos y los pensamientos. No consiste en sacarlos de tu mente, sino salirte tú de ellos y, como consecuencia, ingresar a un estado consciente del silencio interior y vacuidad.

Meditación de la respiración

También conocida como *zhuanqi*, consiste en concentrarse en la respiración y unir la mente con el *qi*, la energía vital que recorre tu cuerpo mientras respiras. Debes enfocarte en tu respiración hasta que esta sea muy suave.

Meditación de la visión interior

Otro nombre para esta práctica es *neiguan* y consiste en visualizar el interior del cuerpo y la mente; observar en nuestra mente cada órgano, cada movimiento que realizan y la manera en que la energía fluye a través de ellos para generar dichos movimientos. Hacer esto familiariza gradualmente a quien medita con el conocimiento de su propio cuerpo.

Paso 3

Por último, solo si lo deseas, puedes recitar algún canto mantra para potenciar la experiencia de la meditación. «Wu» es un buen mantra con el cual iniciarse. Se recita mentalmente pensando en la letra *u* y repitiéndola dos veces: *u...u...*, prolongando el sonido vocal, como si se tratase del sonido del huracán cuando ruge entre la garganta de la montaña, o como el fuerte impacto de las olas contra la playa.

Este mantra tiene la finalidad de brindar serenidad y silenciar la mente, cuando deseemos depurarla de preocupaciones.

MEDITACIÓN TONGLEN

PARA ENFRENTAR EL DOLOR Y LA ENFERMEDAD

La meditación *tonglen* es de origen tibetano. Esta práctica pretende conectar al individuo con su propio dolor para ayudarle a dominarlo. La meditación *tonglen* nos enseña a buscar la raíz del sufrimiento, en contraste con nuestra cultura, que nos incentiva a escapar de las angustias a toda costa. Esta nos motiva a superar las circunstancias amargas de la vida y a adoptar una actitud receptiva hacia el dolor y para alejar el pesimismo.

Tonglen significa «dar y recibir». Este tipo de meditación siembra la misericordia y la empatía. Además, se puede realizar en la posición más placentera para el practicante, ya sea sentado o recostado.

EL FUNAMENTRO

Se debe elegir a alguien que esté atravesando un duro momento, alguien a quien se desee ayudar. Inicia con la inhalación y exhalación. Al inhalar, se debe visualizar el dolor de la otra persona, percibir cómo este se va acercando; al exhalar, es preciso sentir toda nuestra ternura trasladándose a su ser para calmarlo. La idea es aprender a experimentar el dolor ajeno como propio y hacerse consciente de que nuestro dolor es apenas uno más que aqueja a la humanidad. Es importante hacer notar que el objetivo de esta práctica es aumentar el coraje para asumir los problemas y que no está en nuestras manos eliminarlos o disminuirlos.Se aconseja hacer un preámbulo a esta meditación que te permita relajar y dejar de lado el estrés. Esto puede lograrse contando el tiempo que mantienes la respiración, alargándolo cada vez más. También es recomendable iniciar esta práctica con un ser querido, a fin de que nos resulte más fácil sentir empatía y, por ende, compasión.

Cuando seamos capaces de alcanzar un nivel alto de altruismo, podremos aplicar este tipo de meditación con todas las personas, incluso con aquellas a quienes considerábamos enemigos y, más aun, con nosotros mismos. Al enfocarnos en el dolor del resto, notaremos cómo abandonamos nuestro propio sufrimiento.

CÓMO HACER LA MEDITACIÓN *TONGLEN*

Paso 1

Comienza sentado o recostado de manera cómoda. Inhala y exhala de manera natural mientras vas disminuyendo gradualmente la cantidad de aire que ingresa a tus pulmones. Hazte consciente de tu respiración. Llegará un momento en que el cuerpo te pedirá inspirar profundamente. Hazlo, sintiendo cómo todo el aire infla tus pulmones. Luego, espira despacio. En este momento estarás listo para iniciar.

Paso 2

Mientras inhalas, debes visualizar el dolor de la persona. Absorbe como una esponja todos sus males y angustias, así como las causas y posibles consecuencias. Deja que ingresen a tu cuerpo como si se tratase de humo oscuro, espeso y tóxico. Durante este periodo de la meditación, puede que te sientas sombrío y desesperanzado, pero eso no está mal. No te detengas aunque sientas el deseo de desviarte del sentimiento que te invade.

Paso 3

Al exhalar, imagina cómo se filtra toda la toxicidad debido a tu propia voluntad y espíritu creador. Un poder a modo de destello ingresa en la persona que nos encontramos visualizando y la envuelve. Esa luz puede tornarse blanca o dorada. En ese momento, cada átomo de su ser se ve invadido de felicidad, paz, sabiduría y compasión. Ahora él o ella tienen lo que se necesita para salir adelante.

Paso 4

Aplica los mismos pasos anteriores, pero esta vez visualizándote a ti mimo. Cuando te encuentres enfermo físicamente, concéntrate en ello. Si no estás enfermo, toma tiempo para reflexionar sobre aquellas acciones o miedos que te hacen sentir avergonzado o frustrado y enfoca la meditación en el dolor emocional que te producen. Para conseguirlo, piensa en el padecimiento de quienes están pasando por tu misma situación (cáncer, migraña, etc.) y medita hasta que hayas logrado sentir compasión por ellos. Luego, desvía toda esa compasión y buenos deseos hacia ti mismo.

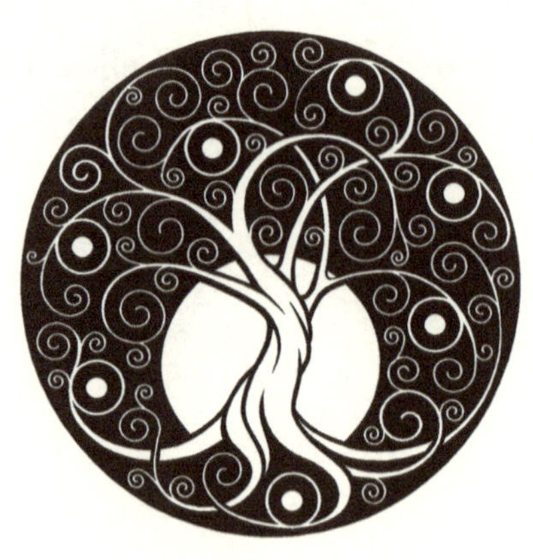

MEDITACIÓN CHAMÁNICA
PARA EL FLORECIMIENTO ESPIRITUAL

Este tipo de meditación es una de las más simples, así que es fácil de incluir en nuestra rutina. Su objetivo es establecer una conexión con nuestra forma de sentir y suavizar las tensiones del día a día. A medida que escuchamos los sonidos de los cantos evocativos, propios de la meditación chamánica, y la relajación nos va alcanzando, nuestros sentidos se intensifican y nos introducimos en nuestro universo interior.

Para los chamanes, el mundo está fraccionado en tres partes: el mundo de abajo, el mundo de en medio y el mundo de arriba. El mundo suele ser representado con el árbol de la vida. Así, el mundo de abajo, simbolizado por las raíces, está compuesto de todo aquello que brota de nuestro ecosistema y forma los minerales, los océanos, la flora y la fauna. El mundo de en medio, simbolizado por el tronco, comprende nuestra realidad, el contexto al que pertenecemos, dónde vivimos, luchamos y nos regocijamos. Y el mundo de arriba, simbolizado por las ramas, abarca todo lo que tiene una importancia superior, pues ahí se encuentran los frutos.

La esencia de la meditación chamánica consiste en comprender que tanto la forma en que construimos nuestra realidad, el tronco, como la manera en que nos conectamos con otros, a través de nuestras raíces, causan un impacto directo en los frutos que la vida nos regala.

CÓMO HACER LA MEDITACIÓN CHAMÁNICA

1. Establece un punto de poder

Primero, es fundamental hallar un sitio en el que te sientas tranquilo y relajado. Segundo, probablemente durante las mañanas, antes del amanecer, el ambiente esté menos cargado de ruidos externos, así que este será el mejor momento para que realices la meditación chamánica. Tercero, puedes incorporar los toques de un tambor, ya que el sonido rítmico vibrando en tu pecho ayudará a que tu cuerpo se active sin dejar de estar relajado.

2. Realiza una sonrisa íntima

Este paso se basa en una metáfora: debes iluminar tu interior con una sonrisa. Esto significa que necesitas sonreír interiorizando que esa sonrisa es por ti y para ti. Disfruta de ser quien eres. Intenta agradarte a ti mismo.

Para llevarlo a cabo, siéntate plácidamente con la espalda recta y ambos pies apoyados sobre el piso. A continuación, cierra los ojos y relaja la boca para que nazca una sonrisa espontánea y puedas introducirla en tu interior. El sentimiento que provocará la sonrisa proviene del mundo de abajo y sube a través de tus pies hasta tu rostro. Una vez allí, seguirá subiendo hasta desvanecerse en el mundo de arriba; antes de que esto ocurra, retenla el mayor tiempo posible y haz que recorra tu cuerpo.

Imagina que la sonrisa es como una caricia. Haz que pase con ternura por tus ojos y se extienda al resto de tu rostro. Visualiza cómo esa mueca de felicidad va recorriendo cada arruga de tu piel, liberando la tensión de tu mandíbula. Luego, sin dejar de concentrarte, traslada la sonrisa a la garganta y la nuca. Después, hazla pasar por tus pulmones y tu corazón. Sentirás cómo la sonrisa reposa en tu abdomen. En seguida, volará hasta tu hígado, tus riñones y la base de tu columna vertebral. Al final, subirá a tu cabeza nuevamente y descenderá hasta llegar a tu ombligo.

3. Haz la respiración chamánica

Para esta parte, es necesario que elijas un punto y te concentres en él. Despójate de los zapatos y siéntate con la espalda recta. Apoya la parte posterior de la mano izquierda sobre tu regazo y coloca la mano derecha encima, juntando las palmas. Esta práctica consta de cuatro tiempos: aspiración, contención, exhalación y pausa.

Con los ojos cerrados, toma aire despacio por tres segundos, llevando el abdomen hacia fuera. Contén la respiración, pero sin hacer mucho esfuerzo. Hacerlo por tres segundos estará bien.

A continuación, exhala durante cuatro segundos. Mientras lo haces, imagina que estás dirigiendo pequeños glóbulos luminosos a través de tu sangre. Al inhalar, debes pronunciar la sílaba «ma». Esto logrará que el conducto respiratorio se abra adecuadamente. Al exhalar, lo que debes pronunciar es «uv», que hará el mismo efecto.

Cuando logres realizar esta práctica de manera natural, sin percatarte de ella, reflexiona respecto a tus tesoros, todo aquello que es importante para ti. Luego, encuentra la manera en que esos tesoros se relacionan unos con otros e imagina que forman una raíz. ¿Cómo intervienen tus relaciones con otras personas o con el ambiente que te rodea en eso que es un tesoro para ti? ¿Cómo podría mejorar tu vida si fortaleces aquella raíz? ¿Cómo cambiarían tus frutos? Estas son interrogantes en las que todos deberíamos meditar al menos cinco minutos al día.

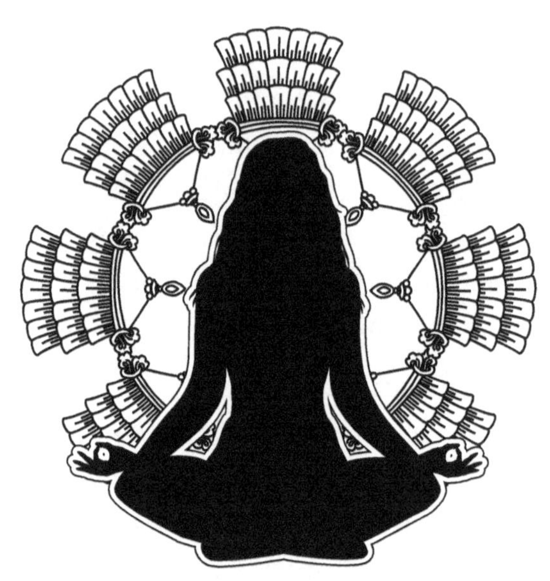

MEDITACIÓN TRASCENDENTAL
PARA LIMPIAR LA MENTE Y RENOVAR LOS PENSAMIENTOS

Aunque la meditación trascendental está inspirada en distintas tradiciones hindúes que se remontan al año 3000 antes de nuestra era, fue a mediados del siglo pasado que comenzó a gozar de prestigio entre los occidentales. No obstante, gracias a su impulsora más comprometida, Maharishi Mahesh Yogi, la meditación trascendental es una de las más practicadas en la actualidad. Más de quinientos estudios han confirmado los beneficios que ofrece este estilo de meditación; entre ellos, más de la mitad eran de universidades de alto prestigio, como Harvard, Yale y la UCLA.

CÓMO HACER MEDITACIÓN TRASCENDENTAL

Paso 1

Inicia sentado, de preferencia en el piso. Respira de manera suave, lenta, profunda y tranquila. Es necesario mantener un comportamiento pasivo. De esa manera, será el mismo cuerpo el que ingrese a ese estado de relajación trascendental que se necesita para meditar.

Paso 2

Como en otros tipos de meditación, la postura es vital, así que es importante que elijas la que mejor se adecúe a ti.

Postura de loto

Coloca el pie derecho sobre el muslo izquierdo. Luego, pon el pie izquierdo sobre el muslo derecho. La idea es que ambas plantas de los pies apunten en dirección al cielo.

Si esto te resulta demasiado difícil, puedes intentar la postura de medio loto. Esta es bastante similar a la anterior, con la excepción de que debes colocar solo un pie sobre el otro muslo. El otro pie podrá quedar abajo.

Postura fácil de yoga

Dobla ambas piernas y coloca los dos pies debajo de cada gemelo opuesto. Mantén la espalda completamente recta.

Postura birmana

Posa el talón de tu pie derecho sobre tu zona perineal. Después, apoya el talón de tu pie izquierdo sobre el empeine del pie derecho.

Paso 3

Equilibra tu respiración. Para ello, realiza tres inspiraciones profundas y pausadas seguidas de sus respectivas exhalaciones. Mientras lo haces, contrae ligeramente el abdomen. Deja que la respiración siga su ritmo y esfuérzate en hacerte consciente de tu proceso respiratorio cada vez más lento y suave.

Paso 4

Para profundizar el efecto de la meditación, será necesario repetir distintos sonidos, siempre manteniendo la forma pausada y tranquila de respirar. Estos sonidos son conocidos como mantras y la mayoría de ellos tiene un significado real en sánscrito. Para este caso, repetirás lo siguiente:

- «Shyam». Que quiere decir «Dios»,

- «Aing». palabra que representa a una de las siete notas musicales.

En el contexto de la meditación trascendental, no importa la palabra que uses. Puedes incluso intentarlo con una palabra corta o una sílaba en tu propio idioma. Al respecto podemos mencionar algunos ejemplos comunes en distintos idiomas, como:

- «Love» (*lov*). Del inglés.

- «Don». Del español.

- «Più». Del italiano.

Lo importante es que tu actividad mental disminuya lo máximo posible, venciendo la tentación de dejarte llevar por una distracción o monitorear las acciones de tu cuerpo.

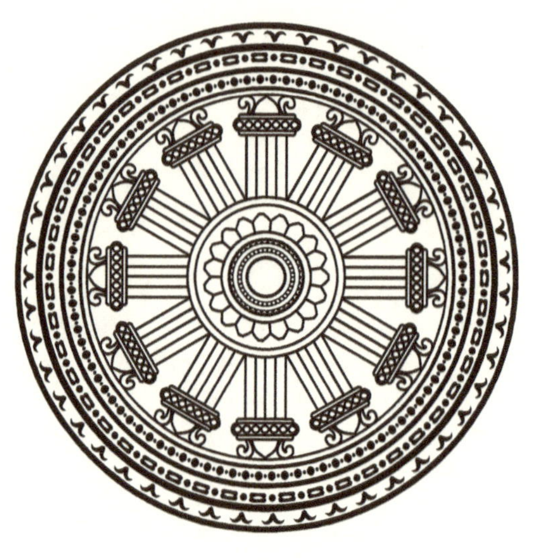

MEDITACIÓN DEL AMOR BENEVOLENTE

PARA RECONCILIARNOS CON NOSOTROS Y CON LOS DEMÁS

A la meditación del amor benevolente también se le conoce como la meditación metta bhavana. Su propósito es inundar nuestra mente y nuestro corazón de amor incondicional hacia la humanidad. Tiene su origen en las tradiciones budistas tibetanas y en la actualidad cuenta con un gran respaldo científico.

Según varios estudios, la práctica regular de la meditación del amor benevolente ha demostrado ser particularmente útil para impulsar la aceptación propia, la empatía, el deseo de trabajar en equipo y la conciencia ciudadana. También sirve como terapia para la mejora de las relaciones dentro de familias no convencionales, con hijos difíciles o padres divorciados o ausentes.

La escalera que cultiva el amor genuino

Esta meditación se ha establecido en torno a escalera basada en la idea de que el amor comienza en uno mismo. Una vez que hayamos subido los cinco peldaños, seremos capaces de experimentar el amor genuino y absoluto.

1. Desarrollamos amor hacia nosotros mismos.

2. Desarrollamos amor hacia un buen amigo.

3. Desarrollamos amor hacia una persona que nos resulta indiferente.

4. Desarrollamos amor hacia una persona difícil.

5. Desarrollamos amor hacia todos.

Antes de la sesión de meditación

Realizar las siguientes actividades te facilitará acceder a tus emociones:

Repite en tu mente distintas frases que auguren bienestar.

Por ejemplo, piensa: «Deseo que sea feliz y le vaya bien en su día», mencionando tu nombre o el de la persona sobre la que meditas.

Permanece atento a tu corazón.

Es bien sabido que este órgano somatiza los sentimientos y emociones, así que puedes saber cuán profundo se ha ingresado en el plano sentimental a través de él.

Imagínate a ti mismo en un paisaje paradisíaco.

Imagínate en un lugar especialmente agradable para ti, que te inspire serenidad.

CÓMO PRACTICAR MEDITACIÓN DEL AMOR BENEVOLENTE

Peldaño 1

Nadie puede amar al prójimo si no se ama a sí mismo primero. Con esta verdad en mente, debes aprender a aceptar tus debilidades, aquellas características físicas, emocionales o intelectuales con las que no estás a gusto. Luego, perdónate por los errores cometidos y las malas decisiones. Esto puede ser un proceso largo y quizás involucre una gran carga emocional. Por último, medita en que eres una parte maravillosa de la naturaleza y, como tal, mereces respeto.

Peldaño 2

Visualiza a una persona por la cual sientas especial afecto. Reconoce y reflexiona sobre las cualidades que más admiras de ella. Toma tiempo para disfrutar de su amistad. Hazte consciente del deseo de que encuentre un camino correcto y provechoso, de que la vida le otorgue lo que necesita para ser feliz.

Peldaño 3

Todos los seres humanos del planeta estamos interrelacionados; sin embargo, tendemos a ser indiferentes respecto a la mayoría de gente. En esta etapa, el objetivo es que reconozcas a las personas por quienes no guardas ningún sentimiento profundo, ni bueno ni malo, y comprendas que tú y ellas tienen más en común de lo que imaginas. Probablemente tanto sus alegrías como sus problemas sean similares a los tuyos. Si no eres capaz de sentir empatía por ellos, no podrás sacar de tu corazón el egoísmo que te impide mejorar las relaciones con tus seres queridos y contigo mismo.

Peldaño 4

No somos indiferentes hacia las personas difíciles. A decir verdad, tenemos sentimientos profundos por ellas, pero estos son negativos. Esta etapa es más compleja que la anterior, pues aquí tratarás de reemplazar un sentimiento existente. No obstante, estos sentimientos negativos están basados más en prejuicios que en conflictos reales. Tu mente se inunda de pensamientos como «no me gusta su aspecto» o «me desagrada que hable tanto». Por lo tanto, debes iniciar identificando y desechando estas creencias. Verás que empatizar con ellos será más fácil de lo que crees.

Peldaño 5

Por último, toma tiempo para imaginar a aquellas personas que no conoces y que probablemente nunca conocerás. Ellas también son merecedoras de tus mejores deseos. Sus vidas están relacionadas con la tuya aunque ni ellas ni tú lo sepan. Debes aprender a extender tus sentimientos de solidaridad, reconocimiento y tolerancia a toda la humanidad. Si puedes, haz lo mismo con los animales y con todo lo que compone el planeta.

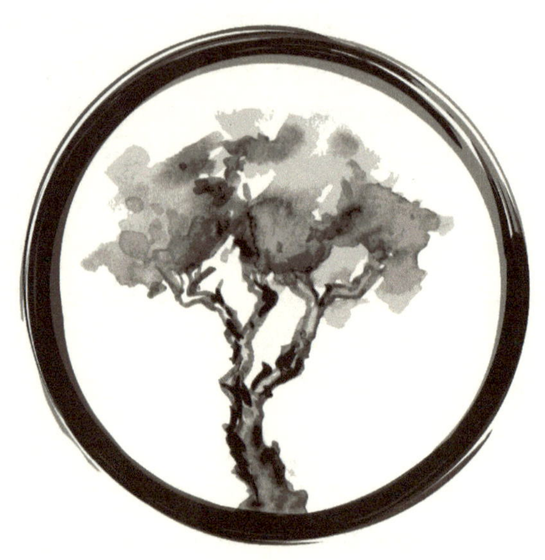

MEDITACIÓN DE SEGUIMIENTO A LA RESPIRACIÓN

PARA TRANSFORMAR TU ENERGÍA

El nombre de la meditación de seguimiento a la respiración proviene del término *pali anapanasati,* que significa «atención plena a la respiración». Esta forma de meditación fue enseñada por Buda y, en la actualidad, es una de las que goza de mayor aceptación. Es un método bastante conocido por quienes gustan de las filosofías zen y *theravada,* y sus principios son aplicados a distintos programas terapéuticos de la cultura occidental.

A diferencia de la meditación trascendental, que se vale de la respiración, pero cuyo objetivo es limpiar la mente de todo pensamiento, esta se enfoca en la respiración misma. Debes meditar en ella, hacerte consciente de que está allí y aprender a controlarla, pues ella regula el funcionamiento de tu organismo.

Una recomendación brindada por el mismo Buda para maximizar el efecto de cada sesión es hacerla al aire libre, preferiblemente en un parque grande o en una zona donde se respire aire puro y fresco.

CÓMO PRACTICAR LA MEDITACIÓN DE SEGUIMIENTO A LA RESPIRACIÓN

Paso 1

Adopta una posición cómoda, ya sea sentado o de pie. Debes tener la espalda recta y los brazos relajados. Algunos maestros recomiendan evitar que las manos se toquen entre ellas.

Una vez listo, disponte a prestar atención a todo el ciclo de la respiración, desde que el aire entra por las fosas nasales hasta que abandona tu cuerpo. Intenta hacerte consciente de cada parte del trayecto: las vibraciones en la nariz y la garganta, el recorrido por tus pulmones, la expulsión a través de tu boca. Reconoce cuál es tu capacidad pulmonar máxima. Una vez que sientas que eres plenamente consciente de tu respiración, pasa a la siguiente etapa.

Paso 2

Haz diez ciclos de respiración y cuenta cada uno después de exhalar. Inhala, exhala y cuenta. Pon especial atención al proceso de exhalación.

Reflexiona sobre todo lo que ocurre mientras liberas el aire de tu cuerpo. Siente las vibraciones, los músculos que se relajan y la postura que asume tu cuerpo al exhalar. Invierte entre tres y cinco minutos en este paso.

Paso 3

A continuación, cuenta diez ciclos de respiración, pero esta vez lleva a cabo la exhalación primero y cuenta después de inhalar. Es decir, exhala, inhala y cuenta. Aquí debes concentrarte en todo lo que ocurre durante la inspiración. De igual manera, invierte de tres a cinco minutos en este ejercicio.

Paso 4

Conserva la atención que ahora tienes en todo el proceso respiratorio, tanto del ritmo como de las sensaciones físicas provocadas. Medita en la duración de cada inhalación y exhalación, y en las diferencias sutiles que hay entre una respiración y otra.

De la misma manera que la anterior, esta parte también durará de tres a cinco minutos.

Paso 5

Ahora, focaliza la meditación en el ingreso y egreso del aire a tu organismo. Concéntrate en la zona de las fosas nasales y el labio superior. Intenta percibir los cambios sutiles de temperatura, el roce del aire, etc. Una vez más, el tiempo será de entre tres y cinco minutos.

Paso 6

Para terminar la sesión, inhala y exhala profundamente varias veces, agradeciendo por la energía y el bienestar que te brinda el aire que respiras.

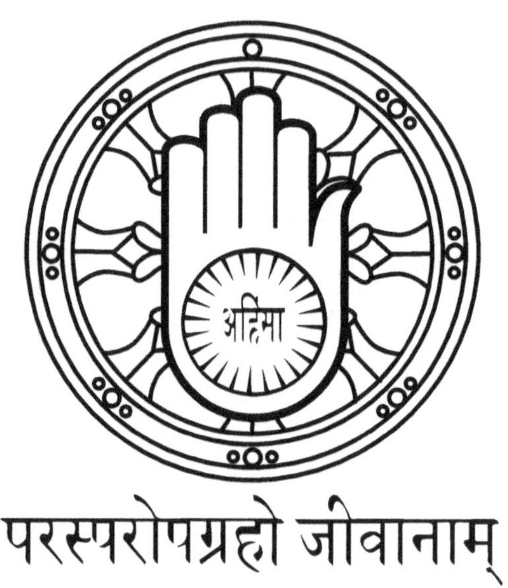

MEDITACIÓN JAINISTA
PARA REENCONTRARTE CON TU VERDADERO YO

El jainismo es una corriente filosófica que se originó en la India alrededor del siglo VI antes de nuestra era. En antiguos textos históricos, el jainismo era conocido como sramana dharma, cuya traducción es «el deber de confiar en sí mismo». Esta es la base de la meditación jainista. El objetivo principal de los jainistas es aprender a hacerse responsables de su propia realidad confiando en que cada uno tiene en su interior lo necesario para cambiar su mundo y obtener bienestar. Aquel que ha sido capaz de ganar su propia batalla interna pasa a ser un yina, que quiere decir «conquistador», y recibe como recompensa una vida tranquila, relajada y sin tristezas.

Originalmente, el ser humano podía encontrarse a sí mismo con facilidad: conocía sus limitaciones, fortalezas, debilidades y propósitos. No obstante, ahora está ocupado intentando sobrevivir en el mundo externo y ha abandonado el hábito de construir su vida interna. Esto provoca que sus decisiones, gustos y deseos dejen de basarse en pensamientos propios y pasen a depender del exterior.

La meditación jainista te desconecta temporalmente de las actividades de afuera para entrar a la actividad interna del yo y establecer contacto con tu alma

CÓMO PRACTICAR LA MEDITACIÓN JAINISTA

Paso 1

Toma asiento y olvida por un instante la tensión del cuerpo. Permite que tus brazos se relajen a su modo, que caigan como deseen. La idea es que no haya ninguna limitación y que, de esa manera, la tensión acumulada comience a abandonarte progresivamente. Una vez que lo logres con los brazos, haz lo mismo con todo el cuerpo. Deja que adopte la postura que quiera.

Este proceso suele ser difícil, ya que tu mente está acostumbrada a evitar que ocurra. Al sentir que no tienes control, tu mente intentará imponerse y reactivar el movimiento. Por esta razón, es normal que al principio hagas movimientos musculares involuntarios y sientas tensión repentina o pequeños espasmos.

Paso 2

Una vez que sientes que tu cuerpo se ha desprendido de toda la tensión muscular acumulada, vuelve nuevamente a una postura erguida, preferiblemente sentado, y comienza a monitorearlo: visualiza cada músculo en tu mente y envía la orden para que se relaje y vaya a su propio ritmo.

Es recomendable ir de arriba hacia abajo, desde el cuello hasta los talones.

Paso 3

Imagina la manera en que el aire recorre tu cuerpo y absorbe las toxinas acumuladas. Hazte consciente de cómo purificando cada célula purificas todo tu cuerpo.

Para lograrlo, es importante que te encuentres tranquilo, ya que la respiración se torna superficial cuando estás tenso. Quizás no lo notas, pero no puedes inspirar profundamente. En cambio, cuando estás relajado, tu respiración se vuelve más profunda y la cantidad adecuada de oxígeno ingresa a tu cuerpo.

Paso 4

Imagina la manera en que el aire recorre tu cuerpo y absorbe las toxinas acumuladas. Hazte consciente de cómo purificando cada célula purificas todo tu cuerpo.

Para lograrlo, es importante que te encuentres tranquilo, ya que la respiración se torna superficial cuando estás tenso. Quizás no lo notas, pero no puedes inspirar profundamente. En cambio, cuando estás relajado, tu respiración se vuelve más profunda y la cantidad adecuada de oxígeno ingresa a tu cuerpo.

Habiendo logrado esta respiración liberar tu respiración de las tensiones del día a día, estás listo para purificar tu mente. Para ello, enfócate en disfrutar de tu cuerpo, relájate y abraza de las bondades del estado que experimentas, libre de tensión, lleno de aire y vitalidad, sin nada que pese sobre tus hombros. No pienses en eventos ni reflexiones en ideas que te obliguen a visualizar el mundo exterior.

Permanece concentrado en tu cuerpo, en tus músculos, tus células y tu respiración. Si se te hace difícil controlar tu mente, pronuncia la palabra «vírum» como un mantra que te ayude en la concentración. Su significado en español sería «sujeta tu mente».

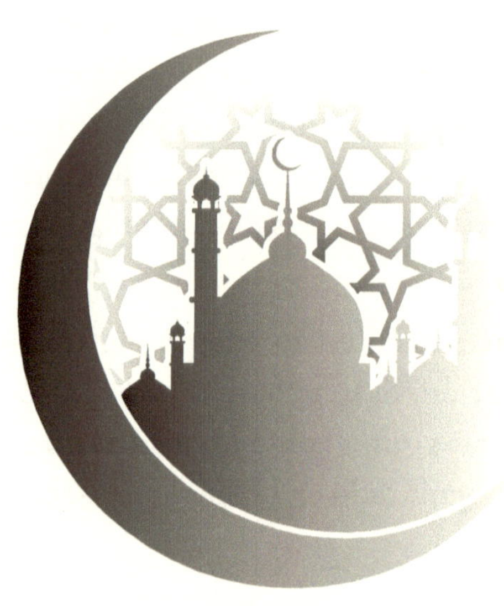

MEDITACIÓN SUFÍ

PARA APRENDER A TOMAR MEJORES DECISIONES

La meditación sufí solía ser realizada por distintos seguidores de las enseñanzas mahometanas. No obstante, debido a sus beneficios, su práctica ha trascendido las fronteras de la religión y se ha convertido en una herramienta de reflexión cada vez más popular entre personas de diferentes pensamientos filosóficos. Ejemplo de ello son los adeptos del movimiento de la Nueva Era, quienes la han acogido como parte fundamental de su día a día.

El objetivo principal de la meditación sufí es encontrar virtud mediante la disminución del ego, comprendiendo que el universo es un todo que solo puede ser entendido en su conjunto. Nada está separado; todo está interconectado. Así que, para comprender un fragmento de la existencia, debes meditar en él siendo plenamente consciente de que ello es apenas un componente mínimo de una vasta realidad.

Esta conciencia te permite entender el panorama general; es decir, tener presente que cada preocupación y cada decisión tuvo detonantes que las condicionaron y también tendrá efectos. Por lo tanto, las personas no pueden pensar solo en sí mismas, ya que toda la humanidad vivirá las consecuencias de sus acciones.

Conviene que la sesión de meditación sufí sea al final de la noche para que, una vez terminada, pases directamente a una fase de sueño profundo.

CÓMO PRACTICAR LA MEDITACIÓN SUFÍ

Paso 1

Escoge una habitación solitaria y silenciosa, con la menor cantidad de objetos. Si es posible, cierra las puertas. Luego, siéntate de manera cómoda, ya sea en un asiento o en alguna manta sobre el suelo, y cierra los ojos.

Paso 2

Toma 3 minutos para relajarte y expulsar de tu cuerpo las tensiones acumuladas y la energía que te impulsa a actuar. Imagina que diriges toda esa energía a una pequeña zona dentro de tus pulmones. Exhala para liberarla. En seguida, inhala para llenarte de paz. Poco a poco sentirás que eres más consciente de los movimientos mínimos de tu cuerpo.

Paso 3

A continuación, debes desconectar paulatinamente la mente de los sentidos. La idea es que dejes de percibir la realidad a través de canales físicos para enfocarte en alcanzar una mayor conciencia espiritual. Trata de verte por dentro. Observa tu universo interno y reflexiona en él como un todo, pero también como una pieza minúscula de un universo mayor. Intenta comprender cómo funciona y cómo se relacionan los distintos elementos que lo componen.

Paso 4

Hazte consciente de las decisiones que debes tomar para lograr que tu universo interno y el universo externo entren en armonía, es decir, que funcionen correctamente. Evita la tentación de pensar en plazos de tiempo o en problemas inmediatos. Asume que tu vida es un todo. Aprende a decidir mirando las consecuencias universales, no solo individuales o inmediatas.

Paso 5

Toma algunos minutos para reconectarte de manera gradual con tus sentidos. Conviene que las sesiones de meditación sean al final de la noche para que, una vez terminada, pases directamente a una fase de sueño profundo.

NOTAS:

www.ingramcontent.com/pod-product-compliance
Lightning Source LLC
Chambersburg PA
CBHW051232250726
48655CB00006B/2735